AF438247

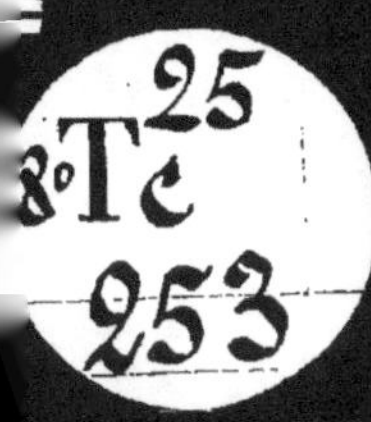

8°Tc 25
253

ROLE DU LAIT

SUR LA SANTÉ

(Lactomanie et ses dangers)

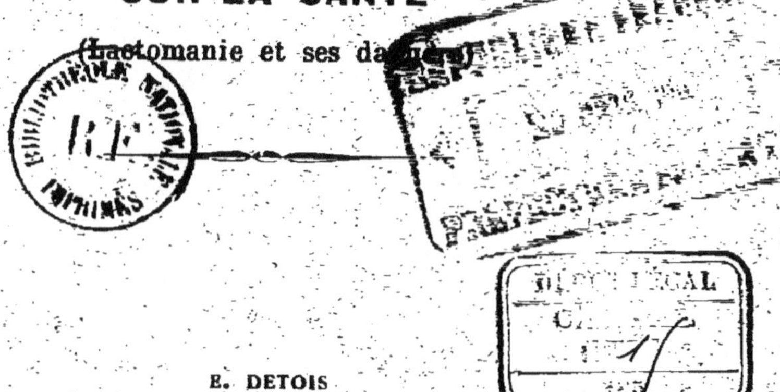

E. DETOIS

Ancien élève de l'Ecole Polytechnique

O fr. 45

« ÊTRE UTILE »

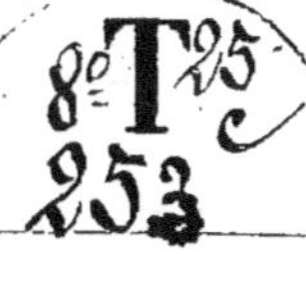

1907

X, ÉDITEUR A AURILLAC, RUE MARCHANDE

Tous droits réservés

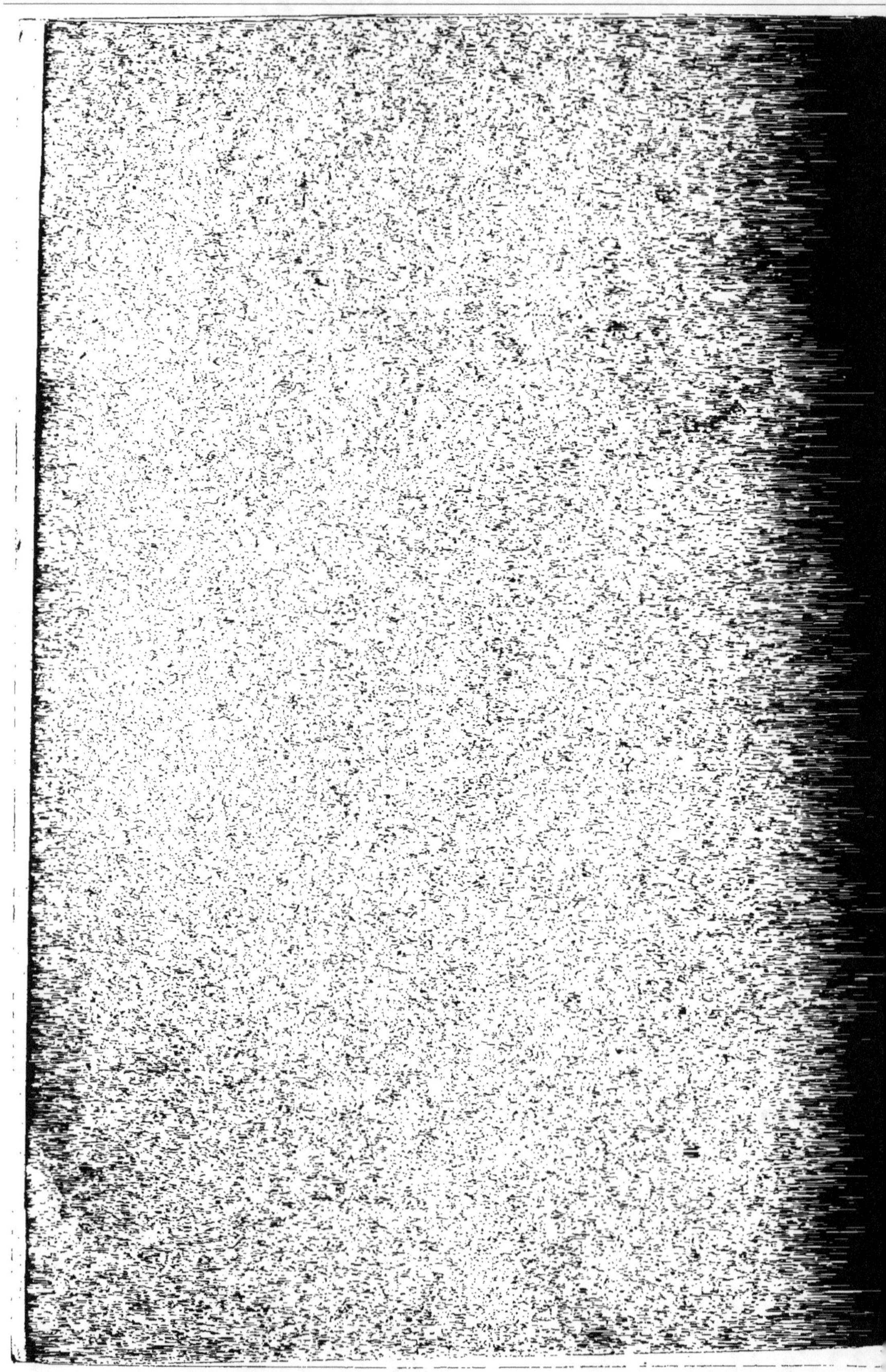

ROLE DU LAIT

SUR LA SANTÉ

(Lactomanie et ses dangers)

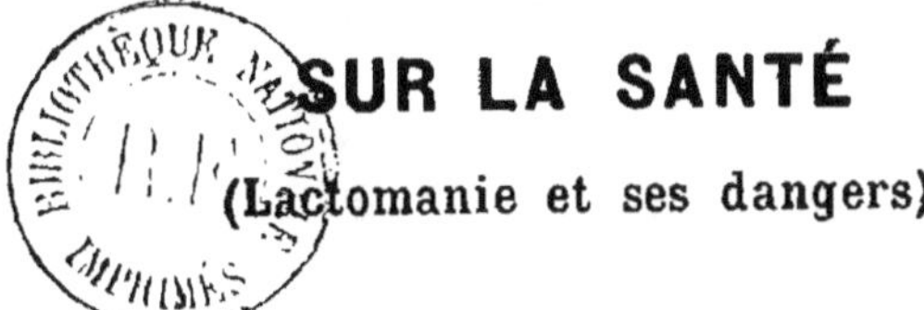

E. DETOIS

Ancien élève de l'Ecole Polytechnique

O fr. 45

« ÊTRE UTILE »

1907

ROUX, ÉDITEUR A AURILLAC, RUE MARCHANDE

Tous droits réservés

ROLE DU LAIT
SUR LA SANTÉ

(Lactomanie et ses dangers)

A). — Par le mot : *lait*, nous entendrons non seulement Généralités. l'aliment aqueux qu'il désigne d'habitude, mais aussi tous les laitages et préparations au lait, les fromages, etc.

Notre but n'est pas de décrire en détail la composition et les qualités du lait (1) ; nous désirons simplement attirer l'attention sur le *danger* des inqualifiables abus que l'on en fait, d'accord avec l'autorité médicale trop souvent — laquelle, sous prétexte d'une « ration minima obligatoire », pousse parfois le malade malgré sa vive et logique répugnance, aux dernières limites de la consommation.

L'enfance est l'âge du lait. Nous reconnaissons qu'il est en outre des cas, très rares, où l'individu complètement développé ne peut guère, lui aussi, supporter d'autre aliment pendant une certaîne période ; il lui faut alors du lait, fréquemment et avec assez d'abondance, évidemment : tels sont les gens en état d'inanition ou d'affaiblissement extrême après un long jeûne ou une cruelle maladie, ou encore ceux atteints de lésion stomacale (gastrite), etc.

Mais en dehors de ces exceptions nous prétendons que le lait à tout propos et à toutes sauces, — ou à flots, comme on

---

(1) Composition du lait	Femme	Anesse	Vache
Eau p. 1.000	888	890	848
Matières fixes	113	110	157
Caséine et Albumine	35	35	43
Beurre	36	20	43
Sucre de lait	40	50	43
Sels minéraux	9	5	6

Roux, éditeur, à Aurillac (o fr. 45).

le préconise (sans rime ni raison) à l'heure actuelle pour certaines catégories de maladies chroniques, est plutôt mauvais, très mauvais. Engouement inexplicable dont on reviendra sans doute..., en y substituant d'autres à la mode puisque le juste milieu n'est pas de ce monde (1).

La plupart des dyspepsies (délabrement stomacal), neurasthénies (surmenage intestinal), scléroses et épuisements organiques, anémies, etc., ont comme cause très aggravante (sinon déterminante), l'emploi déraisonnable du lait.

Expliquons-nous :

Effets habituels du lait.

B). — Le lait frais (cuit ou non) est plus ou moins sucré et gras, diurétique et antiseptique ; il apaise au passage l'échauffement stomacal, tend à neutraliser l'hyperacidité et à calmer la boulimie ; son effet est plutôt basique et antidéperditeur. C'est un aliment doux et azoté dont la digestion s'opère surtout dans l'intestin, laissant par suite un repos relatif à l'estomac (mais non au foie). Il stimule le péristaltisme.

Pour les nerveux, un peu de lait aux repas, goutte à goutte et aux moments opportuns, est souvent utile pour aider au dégagement du tube digestif, résoudre les spasmes et ramener l'appétit à la normale ; observons toutefois que, souvent, un bouillon (maigre) de légumes, chaud et convenablement beurré, produirait peut-être meilleur effet encore, — ou même simplement l'eau pure attiédie, un fruit, etc., combinés avec un corps gras.

Quoi qu'il en soit, à ces divers titres et sous ces conditions, le lait et les laitages (peu épais) sont des quotidiens de première utilité pour tous les affaiblis ; personne ne le contredira.

Mais il faut en combattre l'abus, ainsi que l'exclusivisme pendant un temps prolongé. Nous protestons contre la *manie lactée* actuelle, qui semble vouloir faire du lait une

---

(1) *Errare humanum est.* — Pour le *lait*, de même que pour la *pomme de terre* (si longtemps calomniée à propos du diabète), — et pour les *œufs* et le *sucre* à fortiori, — on commet mille sottises par exagération : on « s'en fourre jusque-là » ; après quoi l'on s'en dégoûte et on les déclare mauvais. — Un peu de calme, s'il vous plaît !

Roux, éditeur, à Aurillac (0 fr. 45).

panacée universelle ; et il ne paraît pas de trop d'insister beaucoup, en raison de l'extension inquiétante donnée à ce prétendu « régime » et de la confiance aveugle, naïve et légendaire presque, accordée par les masses à sa vertu curative.

Le dérivatif éphémère qu'est le lait pris ainsi à tort et à travers, peut satisfaire un instant la bête humaine, voilà tout. *Pour reconquérir la vraie santé, il faut du temps et des apports molécule à molécule ; les « résultats immédiats » obtenus par des palliatifs, ne sont pas durables.* Il faut reprendre la nature *ab ovo*, et les demi-mesures ne valent rien.

Pour la plupart des gens, il semble qu'il suffise de boire du lait pour recouvrer la santé : ce serait par trop simple, en vérité ! et précisément, l'exagération qu'on y apporte fait que le résultat est presque toujours diamétralement inverse de celui qu'on espérait : *on décline insensiblement, sans jamais en discerner le vrai motif.*

En particulier le souper au pain blanc et au lait seuls (si en honneur aujourd'hui), sans légumes ni fruits (correctifs), — ni même de l'eau ou du bouillon de légumes, est « collant » et congestif. Le « bol de lait » de 4 heures, encore plus.

C). — *L'excès* peut se produire de deux façons : *en quantité*, et *en fréquence* inopportune (lait entre les repas, au coucher, la nuit, etc.). Examinons successivement ces deux éventualités :

1° *Les repas trop nombreux*, — chez les souffreteux surtout, troublent indéfiniment la digestion commencée ; ils tuent la motilité et conduisent à l'atonie gastro-intestinale. **Or, prendre du lait, c'est manger.** Le lait est même un aliment très lourd lorsqu'on n'a pas la précaution de le mâchonner, par petites cuillerées longtemps promenées dans la bouche et bien ensalivées. Pour quelqu'un qui peut absorber du solide (peu ou prou) 2 ou 3 fois chaque jour, le fait de boire du lait à toute heure et même au coucher ou la nuit, est littéralement mortel. — L'estomac et l'intestin ont besoin de détente, pour retrouver leurs forces ; il faut leur laisser le temps de se vider, avant de leur imposer un nouveau travail ; il faut en outre les nettoyer à l'eau pure dans les

Roux, éditeur, à Aurillac (o fr. 45).

intervalles. — Et pour le foie, le repos est peut-être plus impérieux encore.

Une des règles fondamentales de la santé étant que les repas soient à heures fixes et suffisamment espacés, l'ingurgitation du lait ne doit donc être permise qu'à ces heures-là.

Ce premier point établi, voyons les conséquences de volumes excessifs :

2° *Trop de lait à la fois*, délabre les muqueuses et rend l'estomac inerte : il en résulte d'abord un effet laxatif momentané, qui entraîne sans profit tous les aliments et donne des gaz et de mauvaises digestions ; puis à la longue l'estomac se « dilate » pour tout de bon, et alors apparaît la *constipation* ; en même temps l'estomac et l'intestin — ce dernier surtout, — se trouvent englués et mal en point, caséeux ; le foie se surmène ; enfin les reins eux-mêmes s'affaiblissent, par un travail anormal et ininterrompu. *Tout cela se produit insidieusement* : la fatigue générale gagne, de jour en jour plus accentuée, sans que nous sachions pourquoi ni comment, — et nous continuons à boire...

Le lait, — à dose un peu élevée et dépassant au total 1/2 litre par jour pour une grande personne, — n'est admissible qu'en passant et lorsqu'on ne peut pas supporter les végétaux ; encore faut-il qu'il ne donne pas de flatulence. Ainsi : 1 à 2 tasses de lait matin et soir, et 1/2 à 1 tasse à midi, en tout 5 tasses à café au plus (y compris ce qui entre dans les laitages), telle est la ration qu'un taré ne devrait pas dépasser journellement. — Le *sucre* joue souvent un bien vilain rôle en cette circonstance, parce qu'il engage à accepter « machinalement » et par trop fortes quantités, ce que souvent sans ce subterfuge le corps refuserait d'instinct sous l'impression d'une véritable répugnance. —

Que de temps à autre on fasse une petite orgie de lait, comme délassement, peut-être : c'est un moyen de détente. Mais, rarement. Et tout bien considéré l'on s'apercevra vite que c'est plutôt un grossier expédient, qui alourdit les fonctions gastro-intestinales et ne vaut pas cher.

Qu'on se le tienne pour dit.

Roux, éditeur, à Aurillac (0 fr. 45)

3° Pour ce qui est de la *diète lactée rigoureuse* consistant à supprimer toute autre nourriture, nous avons exposé plus haut ce que nous en pensions et les cas, extrêmement rares et sévèrement limités, où l'on devait y recourir ; c'est un système brutal, qui ne donne aux malades qu'un moyen de relèvement insuffisant et dont on doit, en tout cas, se garder d'exagérer la durée. A notre avis, condamner — sans absolue nécessité — un pauvre diable à avaler contre son gré, coûte que coûte, 3 litres et plus de lait par jour, est inqualifiable ; on y devine la préoccupation trop exclusive du « moi », en même temps que l'ignorance et le désarroi : l'homme de l'art n'y voyant goutte et peu soucieux de se découvrir, va au plus facile pour gagner du temps et ne pas rester coi ; il gave... aux risques et périls de la victime qui n'en peut mais ; — et si l'affection s'aggrave on en imputera la cause à la malignité de la tare ou au tempérament du patient (il y a toujours moyen de s'en tirer) ; l'essentiel est d'éviter l'accusation d'avoir « fait jeûner » le client ; quant aux protestations ou doléances de celui-ci on n'en a cure, et s'il vient à disparaître son compte se règle facilement (les absents ont bon dos (1).

D). — A première vue, comme effet produit le lait semblerait présenter beaucoup d'analogie avec les corps gras (huiles, beurre, crème, lard, graisse, etc.) ; mais en pratique, les différences sont capitales.

Comparaison du lait avec les corps gras.

L'un des plus gros défauts du lait, c'est qu'étant liquide et d'un goût très agréable pour qui l'aime, aux moments où l'on y est disposé on l'absorbe — plus ou moins chaud ou froid

---

(1) Citons comme exemple, l'entérite aiguë : Sous prétexte d'un « régime lacté » (forcément accompagné de purgatifs nécessités par ce mortel régime lui-même), on s'acharne à tourmenter un organe qui ne peut plus rien digérer, au lieu de le laisser en paix absolue : dans l'espèce en effet, le lait fait trop travailler l'intestin, et en outre il constipe horriblement. Si l'on veut à toute force alimenter, au moins faudrait-il songer à des substances mieux appropriées en la circonstance. — Et c'est bien pis encore lorsqu'on fait intervenir les bouillons de viandes ainsi que le sucre (lait, tisanes, sirops, etc.), lesquels portent au comble l'exaspération intestinale. — Etc., etc.

Roux, éditeur, à Aurillac (o fr. 45)

suivant les besoins, — en quantité quelconque parce que
« cela fait du bien..., cela rafraîchit »... etc. Le lait coule
si facilement, qu'on s'en inonde sans y prendre garde : le matin, le soir, ou encore dans l'après-midi vers 4 h., — et même
à midi si l'on est énervé, on en avale ainsi très bien 1/2
à 1 litre parfois, en une seule séance. Le danger est d'autant
plus réel que souvent l'on n'en éprouve pas d'incommodité
sérieuse, sauf une espèce d'alourdissement qui n'est pas
dénué de charme pour les tempéraments lymphatiques (la
submersion de l'estomac apaise un instant les inquiétudes
intestinales, mais elle ralentit la digestion pour une durée
indéfinie) ; on s'y laisse d'abord prendre comme à regret
une fois, deux fois...; puis l'on s'habitue peu à peu à cette vie
de perpétuelle somnolence, et le pli se prend insidieusement ;
en même temps l'intoxication accomplit son œuvre dans
l'ombre, la dénaturation ou la destruction des cellules vitales
gagne tout le corps insensiblement..., et l'on est enlizé.

Avec les corps gras, le péril est bien moindre. Comme ils
parlent moins au palais, on ne les prend guère qu'en cas de
nécessité ; ils ne s'avalent pas sans dire gare, à cause de leur
viscosité on est obligé de les mâcher très longuement, en les
transformant en une sorte d'émulsion avec d'autres aliments ;
cela donne le temps de réfléchir, et du même coup on évite
les excès et l'on parachève la digestion. Les corps gras sont
en effet de puissants digestifs ; ils font saliver, et ils cal-
ment le spasme gastro-intestinal ; toutefois leur effet ne saurait être complet que si l'on sait en combiner l'usage avec
celui (préalable) de l'eau (1).

En définitive, les corps gras sont loin d'être nocifs comme
le lait :

— Ils ne se consomment pas avec autant de facilité ni de
plaisir, à un moment quelconque ;

— On n'en fait presque jamais abus, — sauf en cas de crises nerveuses où alors ils servent de frein ;

____

(1) Voir plus loin (E) : cure d'eau interne, préparatoire à l'alimentation en
général.

Roux, éditeur, à Aurillac (o fr. 45).

— Ils ne délavent pas les voies digestives, et ne les chargent pas de caséum ;

— Ils ne constipent guère, au contraire ;

— Ils obligent à mâcher dans la perfection.

P. S. — Mieux encore que les substances grasses, le lait appelle *la pomme de terre*, et inversement ; cette dernière pourrait se qualifier de *savon interne* ; c'est sans doute en grande partie cette propriété — et son effet diurétique, — qui font d'elle le pain habituel du constipé. *Les pommes et tous les fruits* acidulo-sucrés (crus ou en marmelades-nature), seront salutaires aussi. Enfin quelques pruneaux de temps à autre, pourront avoir leur utilité.

E). — Il est donc bien entendu qu'on ne peut prendre du lait qu'aux repas, et modérément (1/2 litre au total par jour pour un adulte, en usage courant) ; et même, avons-nous dit, l'assiduité devrait autant que possible en être réservée aux cas d'insuffisance (ou de non usage) de végétaux verts (le *lait caillé* conviendrait alors mieux). Au fur et à mesure que la santé reviendra, on fera bien de tendre à s'affranchir de la tyrannie du laitage.

— Examinons maintenant le rôle du lait dans ces conditions, mais en insistant plus spécialement sur la facilité avec laquelle on déroge à cette sage réglementation et sur les conséquences inévitables en résultant, — ce que nous appellerons le *mécanisme de la lactomanie*.

Soignons les rouages, avant de songer à allumer la machine.

« En principe, on ne devrait être autorisé à manger — ou
« à dormir, ou à prendre un bain froid (ou même chaud) ou
« un lavement, — que lorsqu'on a pu boire volontiers suffi-
« samment d'eau pure au préalable et que (surtout) l'urine est
« redevenue incolore. Il faudrait en outre avoir l'haleine pure,
« la bouche nette et les pieds chauds. » (1).

Chez un sujet bien « préparé », *un peu* de lait au repas

Nécessité de la cure d'eau. Lactomanie.

---

(1) Voir *Pour rester Jeune.*

Roux, éditeur, à Aurillac (o fr. 45).

atténue les tentations du début : en le mâchant avec d'autres aliments, il donne de la pondération et garantit mieux contre les chances d'excès. Mais pour les déséquilibrés il reste toujours perfide ; c'est une arme à double tranchant, qui invite à manger alors qu'il ne le faudrait pas encore, et qui de suite charge trop : dans les crises de faim-valle, au lieu de se donner la peine de mâcher consciencieusement des aliments utiles et de patienter (pour boire ensuite un peu d'eau ou de bouillon de légumes tiède s'il y a lieu), le malade a plus vite fait de se gorger de lait, ce qui ne remplace nullement la nourriture voulue et au contraire noie l'appareil digestif dont le fonctionnement se trouve ainsi compromis dès la première bouchée.

Lorsque l'estomac et l'intestin sont propres, lorsqu'ils ont été préalablement nettoyés et rafraîchis par de l'eau pure en quantité convenable, il est rare qu'on désire du lait pour commencer : l'appétit est normal, franc et sain, et l'on réclame plutôt des mets solides (farineux).

Au contraire un estomac embarrassé, échauffé, mal préparé, où séjournent encore une foule de déchets donnant lieu à des frottements irritants et à des fermentations acides ou toxiques, est le siège d'une sorte de démangeaison que l'on prend bien à tort pour le symptôme de la faim ; à ces titillations viennent s'ajouter les effets réflexes de la météorisation sur un organe inerte, gonflement et tension des gaz, crampes, tiraillements, spasmes, et aussi les sollicitations et transes intestinales, occlusions et coliques, la corde colique et la pesanteur hémorroïdale surtout, qui poussent à la boulimie insatiable et aggravent cette tendance maladive des affaiblis à manger sans cesse en vue d'un soulagement problématique. C'est alors que la lactomanie entre en scène, comme un masque fugitif de l'irritation des muqueuses ; mais évidemment l'effet n'en dure guère, et l'on fait plutôt piètre besogne : *une mauvaise plaie ne saurait être bien pansée sans un bon lavage préalable à l'eau pure.* — A vrai dire, s'il ne s'agit que d'une indisposition passagère chez un sujet bien vigoureux, une infraction isolée n'aura sans doute pas grande importance ; mais pour

Roux, éditeur, à Aurillac (o fr. 45).

des *malades chroniques* dont l'organe est perpétuellement enflammé et catarrheux, toute imprudence ne peut que faire perdre du terrain sinon amener une rechute aiguë.

Dans cet ordre de comparaison. qu'on nous permette une petite digression :

Il est clair que le *dyspeptique* simplement *accidentel* et jouissant d'une bonne constitution, peut à la rigueur et sans trop de risques, avoir chance de se tirer net d'une défaillance momentanée du tube digestif par un simple « coup de fouet » (sucre, excitants internes, grogs, eau de mélisse, exercice violent, hydrothérapie vive, etc.), vu sa bonne réserve d'influx nerveux ; cependant l'intestin qui n'aime jamais qu'on le brusque, lui en gardera sûrement rancune s'il recommence... ; et plus tard quand l'âge ou les fatigues l'auront fait déchanter à son tour, tous ces petits excès accumulés se retrouveront ; il peut être certain qu'il ne perdra rien pour attendre. Mais chez un abonné de la dyspepsie, un déprimé n'ayant plus de ressort et dont les muqueuses sont dans un état lamentable, de tels moyens ne peuvent évidemment qu'achever de mettre l'organisme aux abois : la fièvre, la bronchite et une foule de malaises plus ou moins graves (dus en grande partie à l'intestin qui alors se fâche tout rouge), en seront aussitôt la conséquence (constipation, hémorroïdes, entérite aiguë, etc.). —

Dans certains milieux, on prétend que « le vin est le lait des vieux » ; c'est assurément une erreur : « le lait pour les petits ; beaucoup d'eau et un soupçon de sucre pour les vieillots et les vieillards » ; tel semblerait être plutôt le dicton (si l'on y tient absolument). —

Signalons le lait comme un réceptacle à microbes, dangereux en cas d'atteinte infectieuse ou en temps d'épidémie (1). —

---

(1) Bien entendu, le *lait concentré* est pire, pour le foie et les selles surtout.

Le petit-lait, au contraire, en sa qualité de laxatif doux et acidulé ne peut être que favorable (par intermittences) aux intoxiqués ; c'est en outre un aliment léger.

Quand au *lait caillé* (acidulé de préférence), il constitue une nourriture sérieuse et moins lourde que le lait ; judicieusement employé, il peut rendre des services aux dyspeptiques, à condition cependant (croyons-nous), d'en éviter l'assiduité prolongée (car il est un peu laxatif).

Roux. éditeur, à Aurillac (o fr. 60).

. . . .

Et voici terminé le procès du « lait mal compris ». On pourrait le résumer en ces mots : *user, non abuser*. C'est une règle applicable à toutes les bonnes choses, ici-bas ; mais tout de même, pour le lait peut-être n'était-il pas inutile de mettre les points sur les i.

E. Detois.

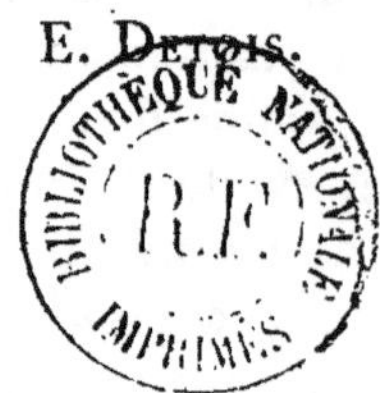

BIBLIOTHÈQUE NATIONALE · R.F. · IMPRIMÉS

Aurillac. — Imp. Gentet et Fils, 6 rue Marchande.

OUVRAGES DU MÊME AUTEUR

Fr.

RESTER JEUNE. 1re partie (Cure d'eau interne) 0 75
  2e partie (Hydrothérapie domestique) ... 0 90
  3e partie (Alimentation et divers) 0 95

... DU LAIT SUR LA SANTÉ (Lactomanie, ses dangers) ... 0 45

...NDATION ou gastro-entérite chronique (Cure simple

...dicale) 0 65

... BIEN DORMIR 0 65

...ONS ALIMENTAIRES MINIMA 0 40

...TÉ VIRILE, *par l'hygiène* (1901) (1) franco 3 50

...TIQUE DES GRANDS MAILLOTS (Manteau espagnol, etc.),
... cas généraux d'application (fièvres, tares, etc.) 0 80

LE SURMENAGE ; causes, effets, traitement. — Neu-
...sthénie 0 60

TRAITEMENT COMPLET DES FIÈVRES et de l'état fébrile,
Influenza, etc. 0 60

Pour recevoir franco, ajouter en sus des prix marqués les frais
...poste (0 fr. 10 au minimum), — sauf pour la *Santé Virile*.

(1) Bientôt épuisé.

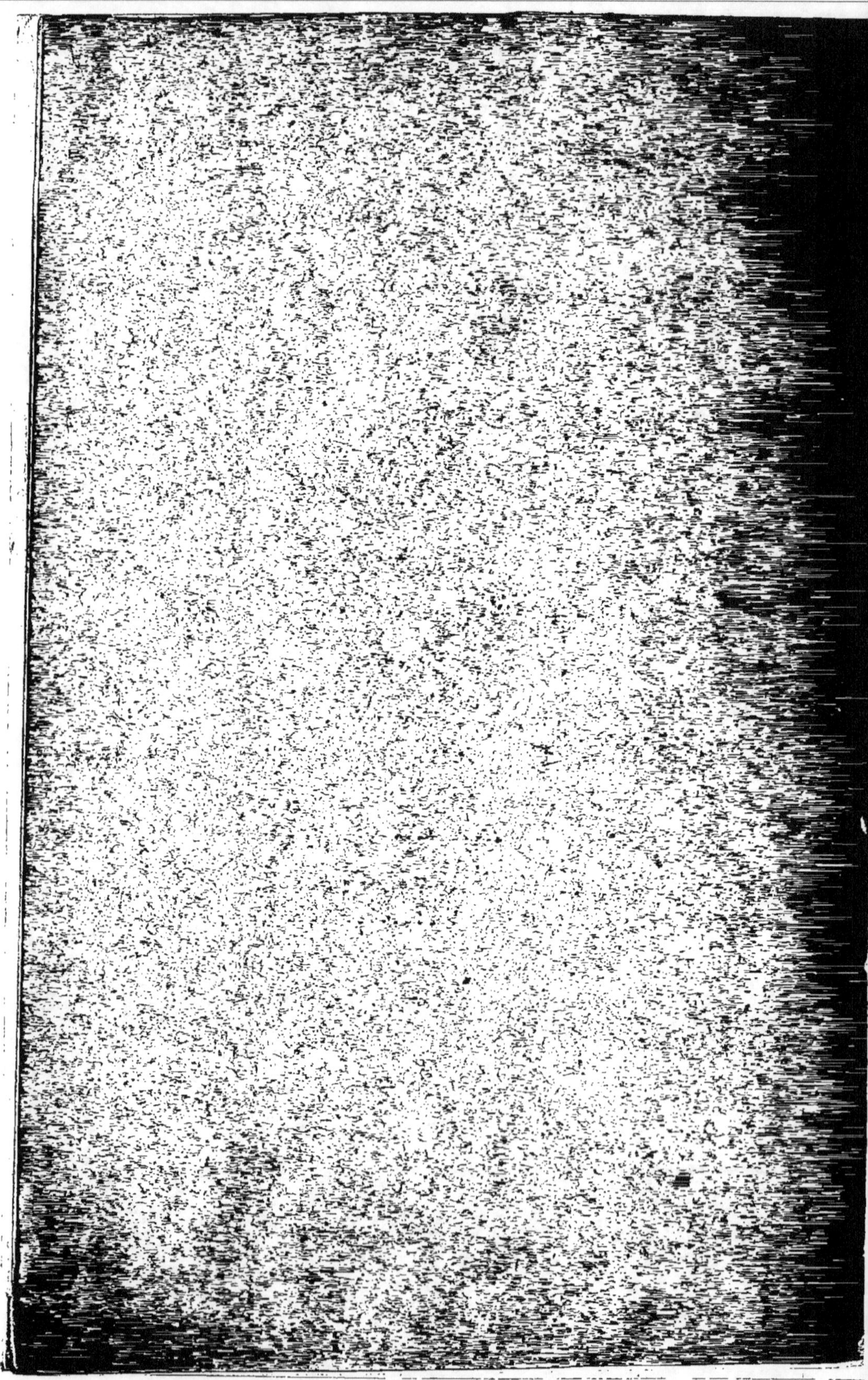

BIBLIOTHEQUE NATIONALE DE FRANCE

3 7531 019780155

www.ingramcontent.com/pod-product-compliance
Lightning Source LLC
Chambersburg PA
CBHW061454050726
47593CB00004B/1614